Dieta Cetogênica

O guia completo de instruções para iniciantes e para viver o estilo de vida keto

(Alimentação saudável e desintoxicação na dieta cetogênica para perda de peso)

Filomena Rodrigues

ÍNDICE

Capítulo 1: Alimentos A Evitar No Ceto

Evite alimentos açucarados

Alimentos açucarados são restritos em quase todas as dietas, e a dieta cetônica não é exceção. Evite bebidas carbonatadas, doces, bebidas esportivas, biscoitos, biscoitos, sobremesas, bolos, doces, iogurtes açucarados, sorvetes e cereais matinais.

A maioria das frutas tem muito açúcar para ceto. Mangas, uvas e bananas contêm carboidratos para um dia inteiro em uma porção de uma xícara.

Mesmo produtos salgados, como ketchup, molho de macarrão e molhos para salada, geralmente contêm açúcar. Leia os rótulos cuidadosamente para evitá-los.

Adoçantes naturais, como mel, xarope de bordo e agave, são açúcares. Existem dezenas de nomes para o açúcar. Tente evitá-lo, independentemente do nome.

Evite alimentos ricos em amido

Todos os amidos se transformam em açúcar quando digeridos. Muitos alimentos que lhe disseram que são "saudáveis" acabam como açúcar e podem impedir que você perca peso ou alcance seus objetivos de saúde.

Alimentos ricos em amido para evitar incluem pão, tortilhas, massas, arroz, cuscuz, batatas, batatas fritas, batatas fritas, batatas fritas, bagels, bolachas, legumes (a maioria dos feijões secos), cereais, mingau, aveia e muesli.

Shakshuka Verde

Ingredientes

1 colher de chá de páprica

1/7 colher de chá de pimenta caiena

Sal e pimenta preta moída

6 xícaras (90g) de espinafre fresco

8 ovos grandes

2 colher de sopa (8 g) de coentro fresco ou salsa, picado

1 colher de chá de cominho moído

4 colheres de sopa de ghee ou outra gordura de cozinha saudável

2 dente de alho, picado

2 pimentão verde médio fatiado

1 cebola amarela pequena cortada em rodelas

2 abobrinha pequena cortada em cubos de 2 cm

1 xícara de tomate em cubos enlatado

½ colher de chá de coentro moído

instruções

1. Em uma frigideira grande untada com ghee, cozinhe a cebola em fogo médio-alto por 10 a 15 minutos, até dourar levemente.
2. Adicione o alho, o pimentão verde e a abobrinha.
3. Cozinhe por cerca de 1 a 5 minutos, mexendo de vez em quando.

4. Adicione os tomates, cominho, páprica, coentro, pimenta caiena, sal e pimenta preta.
5. Cozinhe por cerca de 10 minutos, ou até que os legumes estejam macios.
6. Adicione o espinafre e cozinhe por 2 minuto, até murchar.
7. Use uma espátula para fazer 5 a 10 cavidades na mistura.
8. Quebre 1-5 ovo em cada poço e cozinhe até que as claras estejam opacas e as gemas ainda líquidas.
9. Retire do fogo.
10. Decore com o coentro. Sirva imediatamente ou leve à geladeira por até 5-10 dias.

capítulo 2: Consuma uma porção de nozes

Um punhado de nozes pode ajudá-lo a atingir seus objetivos de manter um peso saudável e prevenir doenças cardíacas.

A pesquisa mostrou que adicionar uma pequena quantidade de nozes (cerca de ¼ xícara) por dia

pode ajudar a perder peso e reduzir o risco de diabetes tipo 2. Ele também pode fazer

seus níveis de serotonina aumentam, o que atua como um antidepressivo natural.

Plano de ação

Se você adora nozes, este será um hábito fácil de adicionar à sua vida – mas você precisa

tenha cuidado para não ir ao mar.

-- Escolha nozes saudáveis, como amêndoas, nozes e castanha de caju que você gosta.

-- Pré-porcione nozes em saquinhos para que você tenha 2 onça ou ¼ xícara para que você possa

pegue uma porção e vá.

-- Você pode comer nozes sozinho ou adicioná-los ao iogurte, cereais, saladas ou outros pratos.

-- Evite nozes que tenham sal ou açúcar adicionados.

-- Você também pode consumir manteigas de nozes; uma colher de sopa de manteiga de nozes sem açúcar será suficiente.

As nozes são ricas em calorias, por isso você deve consumi-las com moderação para evitar o ganho de peso.

Mordidas de maçã com pasta de amêndoa

Ingredientes:

- 4 colheres de sopa de amêndoas trituradas
- 2 colher de sopa de noz-pecã triturada
- 2 maçã, sem caroço e cortada em fatias finas
- 4 colheres de sopa de manteiga de amêndoa

Instruções:

1. Espalhe a manteiga de amêndoa sobre as fatias de maçã.
2. Cubra cada fatia de maçã com
3. Sirva depois.

Capítulo 3: Tudo Isso Está Na Sua Cabeça

Tenha em mente que a razão pela qual você está mudando e não substituindo e adicionando, em vez de eliminar grandes porções de sua dieta, é porque você está tentando trabalhar com sua psicologia. Quando você remove os pratos do seu plano de refeições, sua mente começa a se sentir abandonada. Você começa a sentir, em algum nível, que está negando a si mesmo. Você sente que está perdendo alguma coisa.

Tenho certeza de que não preciso lembrar a você que um dos

impulsos humanos mais poderosos é o medo de perder ou ficar para trás. Esta é a razão pela qual as pessoas que moram em determinados bairros têm automaticamente o desejo de comprar o mesmo carro de seu vizinho, uma vez que ele rola em um novo jogo de rodas.

Eu já vi isso acontecer um pouco. Basta um vizinho comprar um novo Mercedes Benz ou BMW top de linha para que outros bairros queiram comprar o mesmo tipo de carro. O mesmo se aplica às roupas. O mesmo se aplica à alimentação e ao estilo de vida.

Não gostamos de ficar para trás. Não gostamos de nos sentir como se estivéssemos negando a nós mesmos. Essa é precisamente a mentalidade que você induz quando decide substituir certas opções de alimentos em sua dieta geral. Evite fazer isso!

Em vez disso, continue adicionando alimentos cetogênicos à sua dieta. Eventualmente, você chegará a um ponto onde suas papilas gustativas mudaram para uma preferência de gordura. Você não está mais desejando doces. Você não sente mais que não pode passar um dia sem carboidratos. É quando esses itens de carboidratos começam a cair de seu plano alimentar.

No entanto, isso deve ocorrer gradualmente. Você não pode forçar.

Peixe Cozido No Vapor À Moda Chinesa

Ingredientes:

cebolinha, picada

tomate cereja cortado em

2 shitaki , fatiados

2 peixe inteiro gengibre, juliana

1. Esfregue o peixe com sal e polvilhe pimenta.
2. Coloque o peixe no prato, corte 5-10 fatias de cada lado do peixe, recheie com gengibre e cebolinha.
3. Além disso, recheie a barriga de peixe.
4. Adicione os tomates, o shitaki e o restante da cebolinha por cima.

5. Polvilhe uma pitada de soja light, uma pitada de vinho de culinária chinesa e algumas gotas de óleo de gergelim.
6. Coloque no vaporizador ou wok sobre água fervida e tampe.

Pão Paleo Básico

O pão pode ser encantador se for assumidamente direto e satisfatório. Esta receita produz um pão gostoso e fácil de preparar que pode ser usado com qualquer recheio ou cobertura, pois não contém temperos ou sabores adicionais. pão acabado

Se quiser fazer um sanduíche maior, corte o pão em pedaços compridos no sentido do comprimento.

8 ovos grandes

1 colher de chá de creme de tártaro

2 colher de chá de vinagre de maçã

½ colher de chá de bicarbonato de sódio

½ xícara de farinha de coco

½ xícara de óleo de coco derretido,

½ xícara de farinha de tapioca

mais extra para untar a forma de pão

1. Pré-aqueça o forno a 350 graus F.
2. Em uma tigela média, bata os ovos até ficarem espumosos.

3. Adicione o óleo de coco derretido e o vinagre de maçã aos ovos e
4. bata até misturar.
5. Adicione os ingredientes restantes e bata até ficar homogêneo.
6. Deixe a massa sentar
7. por cerca de 5 a 10 minutos.
8. Unte levemente uma forma de pão de 30x40 cm com óleo de coco. Forre a panela
9. com papel manteiga e unte levemente o papel.
10.   Coloque a massa na forma preparada e alise a superfície.
11.   Asse por 50 a 60 minutos, até que uma faca inserida no centro saia
12.   limpar.
13.   Deixe o pão esfriar por 20 minutos.
14.   Em seguida, vire-o sobre uma gradinha até
15.   pronto para servir.

Salada Blt Picada

- 1 xícara de croutons simples
- 2 colher de sopa de maionese
- 2 colher de sopa de molho italiano leve
- 8 fatias de bacon de peru
- 4 xícaras de alface americana picada
- 4 tomates médios, em cubos

1. Prepare o bacon de peru no micro-ondas de acordo com as instruções da embalagem.
2. Deixe escorrer em papel toalha e deixe esfriar por 5 a 10 minutos.
3. Enquanto isso, misture a alface, os tomates e os croutons em uma tigela grande.

4. Em uma xícara pequena, misture a maionese e o molho italiano
5. Esfarele o bacon e adicione à salada.
6. Despeje o molho sobre tudo e mexa
7. bem até que a salada esteja bem revestida.
8. Divida entre 4 pratos e sirva.

Farinha De Aveia Durante A Noite Que É Nutritive

Ingredientes:

- 8 gotas de estévia líquida
- 1 colher de chá de extrato de baunilha
- Pitada de sal
- 1 xícara de corações de cânhamo da colheita
- 2 colher de sopa de semente de chia
- 1/2 xícara de leite de coco

Instruções:

1. Adicione todos os ingredientes no recipiente grande e mexa bem.
2. Cubra o recipiente com a tampa e coloque na geladeira durante a noite.
3. Sirva com coberturas desejadas e leite adicional.

Arroz De Couve-Flor

2 cabeça de couve-flor

Instruções:

1. Pique a couve-flor em floretes.
   Coloque as florzinhas em um
   processador de alimentos e
   pulse até que você tenha uma
   consistência de ricel. Cozinhe o
   arroz em uma panela com água
   salgada por 10 minutos. Fatores
   Biscoitos Cheddar

Ingredientes:

- 4 colheres de chá de fermento em pó
- 2 colher de chá de bicarbonato de sódio
- Traço de sal
- 4 xícaras de farinha de amêndoa
- 2 xícara de queijo cheddar ralado
- 2 xícara de óleo de coco
- 2 xícara de creme de queijo
- 6 ovos

Instruções:

1. Pré-aqueça o forno a 350 graus.
2. Cubra uma assadeira com papel alumínio.
3. Coloque a farinha e o queijo em um processador de alimentos e pulse para uma consistência granulada.
4. Adicione o fermento e o bicarbonato de sódio.

Uma Festa De Ação De Graças Em Um Copo

- 1 libra de cenouras
- 1 colher de chá de cravo moído
- 1 colher de chá de canela em pó
- 1 libra de maçãs verdes
- 1 libra de abóbora
- 1 quilo de pepino

1. Processe as maçãs e a abóbora em um espremedor, depois o pepino e as cenouras.
2. Adicionar
3. cravo e a canela ao suco e mexa bem para combinar.
4. Se estiver usando um

5. liquidificador, basta adicionar todos os ingredientes e bater até ficar homogêneo.

Delicioso Omelete De Queijo Cheddar

Ingredientes:

- 12 ovos
- 14 onças de queijo cheddar, ralado
- 6 onças de manteiga
- Pimenta
- Sal

Instruções:

1. Em uma tigela, misture os ovos, metade do queijo, pimenta e sal.
2. Derreta a manteiga em uma panela em fogo médio.
3. Despeje a mistura de ovos na panela e cozinhe até ficar firme.

4. Adicione a dobra de queijo restante e sirva.

Sopa De Gazpacho Preparada Com Ingredientes Frescos

Ingredientes

2 dente de alho, fatiado

1 colher de sopa de sal marinho

4 colheres de azeite

2 colher de sopa de vinagre de vinho branco

água fria

2 pepino pequeno, descascado e cortado em quatro

2 libra de tomates descascados e cortados em pedaços pequenos

2 pimentão verde pequeno

2 cebola amarela pequena, cortada em quatro

Preparação

1. Coloque os tomates, o pepino, o pimentão verde, a cebola e o alho
2. no liquidificador ou processador de alimentos.
3. Cubra com água fria. Mistura
4. em alta velocidade e desligue o liquidificador.
5. Adicione o vinho branco
6. vinagre, azeite e sal marinho. Misture por mais 25 a 30
7. segundos.
8. Se desejar, adicione mais água. Sirva frio.

Almôndegas De Bacon E Mussarela

Ingredientes

4 ovos grandes

2 colher de chá. Pimenta

4 colheres de chá. Alho picado

1 colher de chá. Pó de cebola

1 colher de chá. Sal Kosher

2 1 lb de carne moída

8 fatias de bacon

2 Xícara Queijo Mussarela

1/2   Xícara de Molho Pesto

1/2   xícara de torresmo triturado

Instruções

1. Pré-aqueça o forno a 450F.
2. Corte o bacon em pedaços pequenos.
3. Adicione a carne moída, torresmo, temperos, queijo e ovos
4. ao bacon.
5. Misture tudo bem até formar almôndegas.
6. Abra as almôndegas em círculos e coloque-as em uma assadeira
7. bandeja.
8. Asse no forno por 80 a 90 minutos ou até que o bacon esteja cozido.

Marinada De Limão E Alecrim De Frango Grelhado

Ingredientes:

4 dentes de alho picados

2 colher de chá de pimenta preta moída

1 colher de chá de sal de cozinha

8 rodelas de limão siciliano, para servir

2 colher de sopa de azeite, para revestir e untar

8 peitos de frango desossados e cortados ao meio

4 colheres de sopa de manteiga clarificada

2 limão orgânico, espremido e raspado

4 colheres de chá de folhas secas de alecrim

Instruções:

1. Misture o suco de limão, as raspas de limão, o alecrim, o alho, o sal e a pimenta em uma
2. tigela e adicione o frango.
3. Cubra o frango uniformemente com a mistura da marinada e leve à geladeira por pelo menos 2-2 ½ horas.
4. Pré-aqueça o grelhador a gás ou a carvão e pincele ligeiramente as grelhas de cozedura com óleo.
5. Coloque o
6. frango na grelha e grelhe por cerca de 15 a 20 minutos de cada

7. Combine a mistura de ghee e marinada e pincele uniformemente em todos os lados do frango enquanto grelha.
8. Quando o frango estiver pronto, retire-o da grelha e deixe descansar por 5 a 10 minutos. Transferir
9. em uma travessa e sirva quente com fatias de limão, se desejar.

Milk-Shake De Chocolate Com Especiarias

Dash de extrato de baunilha

Pitada de canela em pó

1 pitada de pimenta caiena

1 2 xícara de água

Cubos de gelo, se desejar

½ xícara de creme de coco

4 colheres de sopa. óleo de coco não refinado

2 Colher de Sopa. sementes de chia inteiras, espectro

4 colheres de sopa. cacau

Tudo o que você faz:

1. Adicione todos os ingredientes no liquidificador e bata até ficar homogêneo.

Vieiras De Vitela Ao Limão

Este prato sem açúcar contém proteína e sabor! Adicione um lado vegetal e um pouco de arroz integral para completar esta refeição nutritiva.

serve 8

Ingredientes

8 fatias de 8 onças de vitela, bem finas

2 colher de farinha de trigo integral

Sal e pimenta a gosto

2 colher de sopa de azeite

2 colher de chá de manteiga

Sumo de 2 /2 limão

1. Polvilhe a vitela com farinha, sal e pimenta.
2. Aqueça o azeite em uma frigideira em fogo médio e refogue as costeletas, cerca de 1-5 minutos de cada lado.
3. Coloque em uma travessa quente.
4. Adicione a manteiga e o suco de limão na panela e aqueça até a manteiga derreter.
5. Espalhe sobre a vitela.

Feijão Verde Combinado Com Gorgonzola E Nozes

Ingredientes:

2 onça de queijo gorgonzola, desintegrado

6 colheres de chá de nozes ou azeite extra virgem

Sal e pimenta preta, a gosto

8 xícaras de feijão verde fresco, aparado

½ xícara de nozes, picadas

½ xícara de caldo de legumes ou frango

Preparação:

1. Adicione o feijão verde e o caldo a uma frigideira grande e deixe ferver, depois reduza para ferver e cozinhe no vapor
2. feijão por 10 a 15 minutos, até que estejam levemente macios, mas ainda um pouco crocantes.
3. Retire a frigideira de
4. aqueça e transfira o feijão verde para uma travessa.
5. Cubra com o queijo gorgonzola esfarelado e
6. nozes picadas, polvilhe com sal e pimenta-do-reino e sirva.

Pizza De Picles E Calabresa

Ingredientes:

farinha: 2-8 xícaras

Molho Marinara: 2 xícara

Mussarela ralada: 4 xícaras

Picles de pão e manteiga: 2 xícara

Calabresa fatiada: 4 xícaras

Água morna: 4 xícaras

fermento: 1 colher de sopa

açúcar: 1/2 xícara

sal e pimenta: 2 colher de sopa cada

Instruções:

1. Pegue uma tigela e misture a água, o açúcar, o fermento e o sal.

2. Reserve por 20 minutos.
3. Agora adicione a farinha aos poucos.
4. Sove a massa e reserve por 60 minutos.
5. Pré-aqueça o forno a 450 F. Unte a assadeira com óleo.
6. Em uma superfície de trabalho plana, abra a massa de acordo com o tamanho da assadeira.
7. Coloque a massa achatada em uma folha e pressione para fixar.
8. Cubra com molho marinara, pepperoni e picles.
9. Espalhe o queijo.
10. Polvilhe
11. um pouco de pimenta.
12. Asse por 20 minutos.

Tagine De Frango Com Limão E Gengibre

Ingredientes:

2 colher de sopa de coentro fresco picado

2 limão, fino

fatiado

2 1 oz raiz de gengibre fresco, em fatias finas

4 xícaras de caldo de galinha

1/7   xícara de coentro fresco picado, para enfeitar Instruções:

1 colher de sopa de óleo de coco

1 libras de frango

peças

2 cebola branca pequena, em cubos

2 colher de chá de alho picado

1/2 xícara

salsa fresca picada

1. Leve uma panela ao fogo médio e aqueça o óleo de coco.
2. Tempere generosamente os pedaços de frango com sal e pimenta.

3. Frite os pedaços
4. na panela até dourar por todos os lados, em seguida, adicione a cebola, alho,
5. coentro e salsa. polvilhe com açafrão, sal e pimenta e cozinhe por 5 a 10   minutos ou até a cebola ficar translúcida.
6. Despeje o caldo de galinha na panela e tampe.

7. Deixe ferver, retire a tampa e abaixe o fogo.

8. Deixe ferver por 35 a 40 minutos e, em seguida, adicione o gengibre e os limões.

9. Cozinhe, descoberto, por mais 35 a 40 minutos.

10. Distribua em tigelas de sopa, decore com coentro e sirva.

49

www.ingramcontent.com/pod-product-compliance
Lightning Source LLC
Chambersburg PA
CBHW060621030426
42337CB00018B/3131